MIGRAINE TRACKING JOURNAL

TAKE BACK CONTROL OF YOUR LIFE!

LANA DOONE

For information, contact
Lana Doone
75 County Road A074
Chaparral, NM 88081
lanadoone1961@gmail.com

Dedication

For my family - I love you all!

HOW TO USE THIS JOURNAL

Migraines make life miserable. If you suffer from them, you know this already. However, it helps if you track your migraines because many can be avoided, once you know the triggers.

This Journal will allow you to manage your migraines and identify what causes them. It includes areas for you to note:

- Date
- Alcohol consumption
- Weather
- Location
- Medications
- Caffeine (how much or how little)
- Food Additives consumed
- Odors
- Stressors
- All other possible triggers
- A page for planning what to try for future migraines

Date: ______

Food Consumed: ______________________________

Alcohol: ______________________________

Weather: ______________________________

Location: ______________________________

Medications: ______________________________

Caffeine: ______________________________

Food Additives: ______________________________

Odors: ______________________________

Stressors: ______________________________

____

What else is going on:

What to try for future migraines

Date: ______

Food Consumed: ______

Alcohol: ______

Weather: ______

Location: ______

Medications: ______

Caffeine: ______

Food Additives: ______

Odors: ______

Stressors: ______

______

What else is going on:

What to try for future migraines

Date: ______

Food Consumed: ______________________

Alcohol: ______________________

Weather: ______________________

Location: ______________________

Medications: ______________________

Caffeine: ______________________

Food Additives: ______________________

Odors: ______________________

Stressors: ______________________

____

What else is going on:

What to try for future migraines

Date: ______

Food Consumed: ______________________________

Alcohol: ______________________________

Weather: ______________________________

Location: ______________________________

Medications: ______________________________

Caffeine: ______________________________

Food Additives: ______________________________

Odors: ______________________________

Stressors: ______________________________

____

What else is going on:

What to try for future migraines

Date: ______

Food Consumed: ______________________________

Alcohol: ______________________________

Weather: ______________________________

Location: ______________________________

Medications: ______________________________

Caffeine: ______________________________

Food Additives: ______________________________

Odors: ______________________________

Stressors: ______________________________

____

What else is going on:

What to try for future migraines

Date: ______

Food Consumed: ______________________________

Alcohol: ______________________________

Weather: ______________________________

Location: ______________________________

Medications: ______________________________

Caffeine: ______________________________

Food Additives: ______________________________

Odors: ______________________________

Stressors: ______________________________

____

What else is going on:

What to try for future migraines

Date: ______

Food Consumed: ______________________________

Alcohol: ______________________________

Weather: ______________________________

Location: ______________________________

Medications: ______________________________

Caffeine: ______________________________

Food Additives: ______________________________

Odors: ______________________________

Stressors: ______________________________

____

What else is going on:

What to try for future migraines

Date: ______

Food Consumed: ______

Alcohol: ______

Weather: ______

Location: ______

Medications: ______

Caffeine: ______

Food Additives: ______

Odors: ______

Stressors: ______

______

What else is going on:

What to try for future migraines

Date: ______

Food Consumed: ______________________

Alcohol: ______________________

Weather: ______________________

Location: ______________________

Medications: ______________________

Caffeine: ______________________

Food Additives: ______________________

Odors: ______________________

Stressors: ______________________

____

What else is going on:

What to try for future migraines

Date: ______

Food Consumed: ______________________________

Alcohol: ______________________________

Weather: ______________________________

Location: ______________________________

Medications: ______________________________

Caffeine: ______________________________

Food Additives: ______________________________

Odors: ______________________________

Stressors: ______________________________

____

What else is going on:

What to try for future migraines

Date: ______

Food Consumed: ______________________________

Alcohol: ______________________________

Weather: ______________________________

Location: ______________________________

Medications: ______________________________

Caffeine: ______________________________

Food Additives: ______________________________

Odors: ______________________________

Stressors: ______________________________

____

What else is going on:

What to try for future migraines

Date: ______

Food Consumed: ______________________________

Alcohol: ______________________________

Weather: ______________________________

Location: ______________________________

Medications: ______________________________

Caffeine: ______________________________

Food Additives: ______________________________

Odors: ______________________________

Stressors: ______________________________

____

What else is going on:

What to try for future migraines

Date: ______

Food Consumed: ______________________________

Alcohol: ______________________________

Weather: ______________________________

Location: ______________________________

Medications: ______________________________

Caffeine: ______________________________

Food Additives: ______________________________

Odors: ______________________________

Stressors: ______________________________

____

What else is going on:

What to try for future migraines

Date: ______

Food Consumed: ____________________

Alcohol: ____________________

Weather: ____________________

Location: ____________________

Medications: ____________________

Caffeine: ____________________

Food Additives: ____________________

Odors: ____________________

Stressors: ____________________

____

What else is going on:

What to try for future migraines

Date: ______

Food Consumed: ____________________

Alcohol: ____________________

Weather: ____________________

Location: ____________________

Medications: ____________________

Caffeine: ____________________

Food Additives: ____________________

Odors: ____________________

Stressors: ____________________

____

What else is going on:

What to try for future migraines

Date: ______

Food Consumed: ______

Alcohol: ______

Weather: ______

Location: ______

Medications: ______

Caffeine: ______

Food Additives: ______

Odors: ______

Stressors: ______

______

What else is going on:

What to try for future migraines

Date: ______

Food Consumed: ______________________________

Alcohol: ______________________________

Weather: ______________________________

Location: ______________________________

Medications: ______________________________

Caffeine: ______________________________

Food Additives: ______________________________

Odors: ______________________________

Stressors: ______________________________

____

What else is going on:

What to try for future migraines

Date: ______

Food Consumed: ______________________________

Alcohol: ______________________________

Weather: ______________________________

Location: ______________________________

Medications: ______________________________

Caffeine: ______________________________

Food Additives: ______________________________

Odors: ______________________________

Stressors: ______________________________

____

What else is going on:

What to try for future migraines

Date: ______

Food Consumed: ______________________________

Alcohol: ______________________________

Weather: ______________________________

Location: ______________________________

Medications: ______________________________

Caffeine: ______________________________

Food Additives: ______________________________

Odors: ______________________________

Stressors: ______________________________

____

What else is going on:

What to try for future migraines

Date: ______

Food Consumed: ______________________________

Alcohol: ______________________________

Weather: ______________________________

Location: ______________________________

Medications: ______________________________

Caffeine: ______________________________

Food Additives: ______________________________

Odors: ______________________________

Stressors: ______________________________

____

What else is going on:

What to try for future migraines

Date: ______

Food Consumed: ______________________________

Alcohol: ______________________________

Weather: ______________________________

Location: ______________________________

Medications: ______________________________

Caffeine: ______________________________

Food Additives: ______________________________

Odors: ______________________________

Stressors: ______________________________

____

What else is going on:

What to try for future migraines

Date: ______

Food Consumed: ______

Alcohol: ______

Weather: ______

Location: ______

Medications: ______

Caffeine: ______

Food Additives: ______

Odors: ______

Stressors: ______

______

What else is going on:

What to try for future migraines

Date: ______

Food Consumed: ______

Alcohol: ______

Weather: ______

Location: ______

Medications: ______

Caffeine: ______

Food Additives: ______

Odors: ______

Stressors: ______

______

What else is going on:

What to try for future migraines

Date: ______

Food Consumed: ______________________________

Alcohol: ______________________________

Weather: ______________________________

Location: ______________________________

Medications: ______________________________

Caffeine: ______________________________

Food Additives: ______________________________

Odors: ______________________________

Stressors: ______________________________

____

What else is going on:

What to try for future migraines

Date: ______

Food Consumed: ______________________________

Alcohol: ______________________________

Weather: ______________________________

Location: ______________________________

Medications: ______________________________

Caffeine: ______________________________

Food Additives: ______________________________

Odors: ______________________________

Stressors: ______________________________

____

What else is going on:

What to try for future migraines

Date: ______

Food Consumed: ______________________________

Alcohol: ______________________________

Weather: ______________________________

Location: ______________________________

Medications: ______________________________

Caffeine: ______________________________

Food Additives: ______________________________

Odors: ______________________________

Stressors: ______________________________

____

What else is going on:

What to try for future migraines

Date: ______

Food Consumed: ______________________________

Alcohol: ______________________________

Weather: ______________________________

Location: ______________________________

Medications: ______________________________

Caffeine: ______________________________

Food Additives: ______________________________

Odors: ______________________________

Stressors: ______________________________

____

What else is going on:

What to try for future migraines

Date: ______

Food Consumed: ______________________________

Alcohol: ______________________________

Weather: ______________________________

Location: ______________________________

Medications: ______________________________

Caffeine: ______________________________

Food Additives: ______________________________

Odors: ______________________________

Stressors: ______________________________

____

What else is going on:

What to try for future migraines

Date: ______

Food Consumed: ______________________________

Alcohol: ______________________________

Weather: ______________________________

Location: ______________________________

Medications: ______________________________

Caffeine: ______________________________

Food Additives: ______________________________

Odors: ______________________________

Stressors: ______________________________

____

What else is going on:

What to try for future migraines

Date: ______

Food Consumed: ______________________________

Alcohol: ______________________________

Weather: ______________________________

Location: ______________________________

Medications: ______________________________

Caffeine: ______________________________

Food Additives: ______________________________

Odors: ______________________________

Stressors: ______________________________

____

What else is going on:

What to try for future migraines

Thank you for buying this book!

Thank you for buying this book. If you enjoyed it please leave a review on Amazon!

If you didn't like it, please send me suggestions for improvement to lanadoone1961@gmail.com.

Look for other books from me, including:

"Migraine Tracking Journal" and

"Mantras for Healing Workbook and Journal"

Made in United States
North Haven, CT
05 November 2026

21768939R10037